AF459096

TRAITEMENT MÉDICAL

DE

LA DIPHTÉRIE

PAR

LE Dr RENÉ COUËTOUX,
Membre correspondant de la Société des Sciences médicales de Lille,
lauréat de l'École de médecine d'Angers.

Je le soignai, Dieu le guarist.
(A. PARÉ).

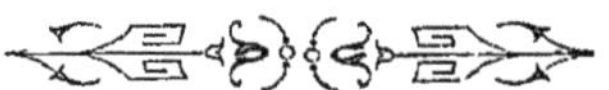

LILLE,
IMPRIMERIE L. DANEL.

1885.

e73

TRAITEMENT MÉDICAL

DE

LA DIPHTÉRIE.

Te73
145

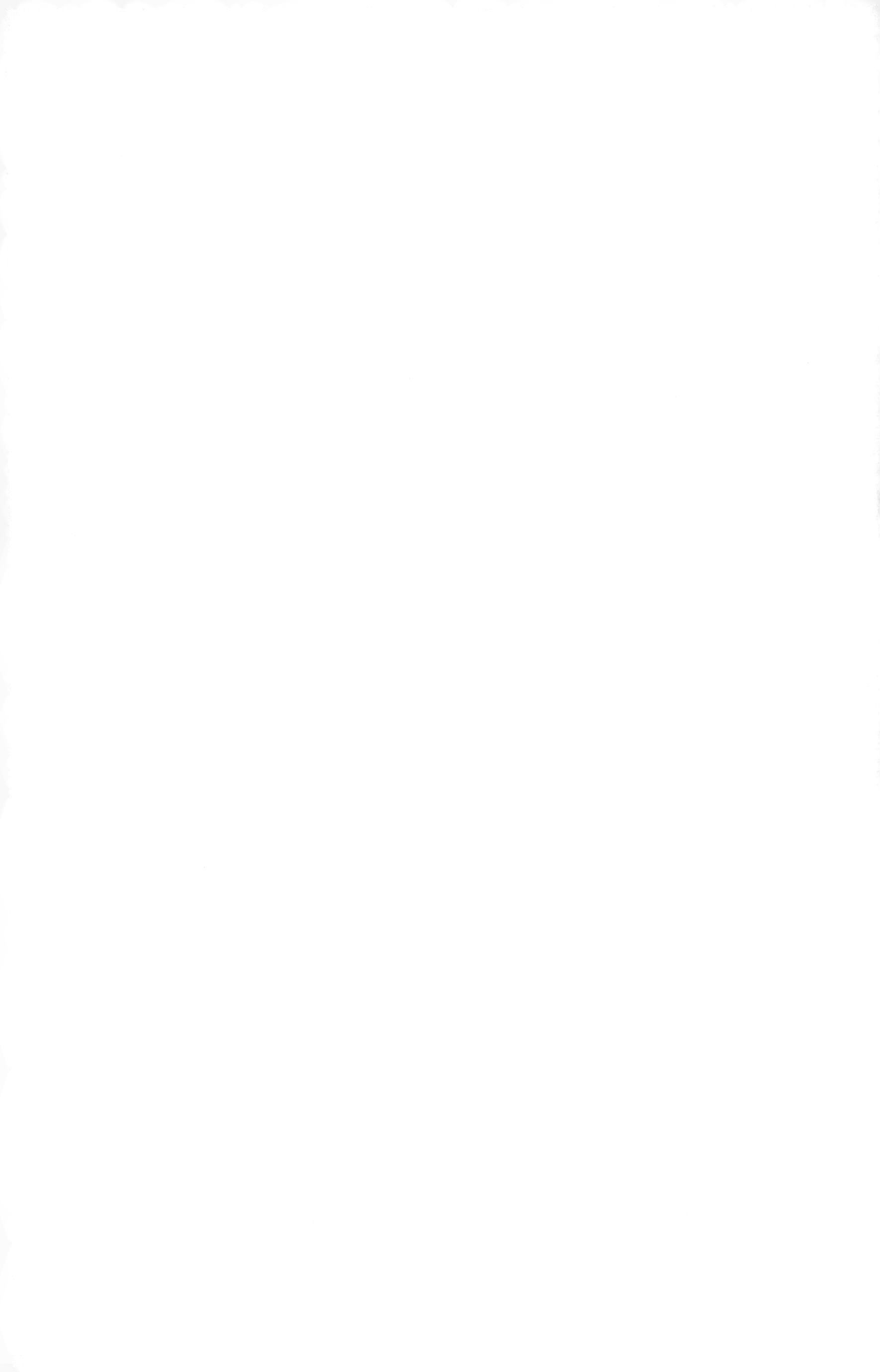

TRAITEMENT MÉDICAL

DE

LA DIPHTÉRIE

BIBLIOTHÈQUE NATIONALE R.F. IMPRIMÉS

PAR

LE Dr RENÉ COUËTOUX,

Membre correspondant de la Société des Sciences médicales de Lille,
lauréat de l'École de médecine d'Angers.

Je le soignai, Dieu le guarist.
(A. PARÉ)

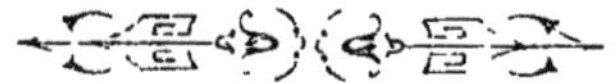

LILLE,
IMPRIMERIE L. DANEL.

1885.

A MON PÈRE ET A MA MÈRE,

Faible témoignage de ma reconnaissance
pour tant de tendresse, d'abnégation, de sacrifices.

A LA MÉMOIRE DE MON FRÈRE EDME.

A TOUS MES FRÈRES ET BELLES-SŒURS.

A MES CHERS PETITS NEVEUX ET NIÈCES.

A M. LE DOCTEUR GUERMONPREZ,

Professeur à l'Université catholique de Lille,
Membre de la Société des Sciences médicales de Lille,
Correspondant de la Société de Thérapeutique de Paris
et des Sociétés de médecine de Bordeaux, Lyon, Montpellier, Strasbourg,
Liège, Toulouse et Barcelone,
Médecin de la Compagnie du Chemin de fer du Nord.

A TOUS MES ANCIENS MAITRES

DE L'UNIVERSITÉ CATHOLIQUE DE LILLE.

A MES CAMARADES DE LILLE.

L'amitié des uns est franche et durable ; le dévouement des autres est sincère et effectif, autant que l'amitié et le dévouement de mes compatriotes les bas-bretons.

Dr R. COÜETOUX.

TRAITEMENT MÉDICAL

DE LA DIPHTÉRIE.

Durant l'année 1884, la commune de Blain a été affligée par une épidémie de diphtérie, à laquelle vingt-quatre enfants ont succombé. Pendant le mois de mars, cinq enfants sont morts, dont deux que j'ai soignés ; au mois de mai deux, dont un que j'ai soigné et dont j'ai déjà publié l'observation ; au mois de juin deux ; au mois de juillet un ; au mois d'août un ; au mois d'octobre un ; au mois de novembre huit, dont un seul pendant que je le soignais : (voir plus loin l'observation) ; au mois de décembre quatre. En somme, dans le cours de cette épidémie, dont on peut dire que la gravité s'est accrue progressivement, j'ai vu mourir les trois premiers enfants à qui j'ai été appelé à donner mes soins et ensuite j'ai eu le bonheur de les sauver tous, excepté un seul au sujet duquel, ainsi qu'on le verra plus loin, il m'est permis d'invoquer, comme véritables causes de la mort, de grossières imprudences de régime commises à mon insu par les parents.

J'apporte aujourd'hui quinze observations d'angine pseudo-membraneuse ou de croup avec un seul décès et j'estime que ce résultat m'autorise à publier la méthode que j'ai suivie. Je ne publie d'ailleurs que les seuls cas qui ont entraîné ma conviction entière au sujet du diagnostic, et je puis dire que si j'avais pris note de tous ceux où j'ai fait le traitement de l'angine pseudo-membraneuse et du croup, parce que les divers symptômes me faisaient soupçonner la diphtérie à son début, et parce que je ne voulais pas attendre que mon diagnostic fut pleinement confirmé, j'arriverais facilement à une série de vingt à vingt-cinq petits malades n'ayant fourni toujours qu'un seul décès.

L'essence de térébenthine a constitué la base de ma médication : je dois donc retourner à M. le Dr Delthil le mérite et l'honneur des guérisons que j'ai pu obtenir. Quant à la simplification de la méthode, je la dois au père de l'un des deux enfants que j'ai vu mourir du croup au mois de mars 1884. Cet homme, à qui j'avais recommandé de désinfecter sa maison après la mort de son fils, approcha par hasard de son foyer une cuillère en fer contenant de la solution antiseptique du Dr Renou de Saumur. Cette solution antiseptique prit feu et répandit dans la chambre une odeur très forte. Il trouva le procédé commode et m'en fit part : je l'encourageai à recommencer et résolus d'employer moi-même à l'avenir ce mode si facile de fumigations. La chose est de petite importance, dira-t-on, mais ceux qui pratiquent la médecine à la campagne ou dans les quartiers pauvres, ceux-là surtout qui doivent y soigner des enfants atteints du croup, comprendront combien est précieuse toute simplification dans les moyens thérapeutiques, combien elle donne de sécurité au médecin, combien elle évite à la famille du malade de fatigues et de pénibles inquiétudes, combien elle procure au malade lui-même des chances plus grandes de guérison. Voilà pourquoi, dès le mois de mai, n'ayant point encore obtenu de résultat très encourageant par l'emploi de cette méthode thérapeutique, j'ai voulu quand même la publier. Dans un moment où le croup faisait des ravages en diverses régions, je voulais attirer l'attention du public médical sur un moyen si simple et si facile, que le plus pauvre ouvrier, le plus grossier des paysans peut le mettre en usage pour soigner son enfant, en attendant l'arrivée du médecin. L'essence de térébenthine est, en effet, d'un si bas prix et d'un usage si répandu, que l'on peut s'en procurer presque partout sans retard, et il n'est pas de ménage si pauvre, qu'il ne possède une cuillère en fer, ou autre ustensile pouvant en tenir lieu dans l'occasion. Cependant, je ne sache pas avoir réussi à convaincre beaucoup de mes confrères d'essayer la méthode de M. le Dr Delthil ainsi simplifiée.

Toutefois, la méthode que j'ai employée ne consiste pas uniquement en des fumigations d'essence de térébenthine et ces fumigations elles-mêmes ne doivent pas se faire d'une façon brutale et sans aucun ménagement. Elles peuvent même, suivant les milieux où doit agir le médecin, se transformer en vaporisations ou en inhalations. C'est pourquoi, avant de donner les observations de mes petits malades et afin de n'avoir pas à répéter quinze fois la même chose, je vais donner quelques notions sur les principaux procédés thérapeutiques auxquels j'ai recouru dans le traitement de la diphtérie.

1° Essence de térébenthine. — J'ai employé l'essence de térébenthine en fumigations, en vaporisations et en simples inhalations.

Fumigations. — C'est la méthode qui convient le mieux auprès des ouvriers et des paysans, parce qu'elle est de beaucoup la moins coûteuse, la plus facile à exécuter, et que son unique inconvénient est d'être salissante.

Elle consiste à brûler de l'essence de térébenthine dans une cuillère en fer, au milieu de l'appartement et, pour éviter tout danger d'incendie, au-dessus d'un vase quelconque inattaquable à la flamme.

On renouvelle cette opération à mesure que l'odeur forte de térébenthine commence à disparaître ; il faut, en moyenne, recommencer toutes les demi-heures. La dose est évidemment subordonnée à la capacité de l'appartement.

Vaporisations. — J'ai obtenu les vaporisations par deux manières différentes. J'ai employé d'abord une bouillotte placée au-dessus d'une lampe à alcool munie d'un trépied : on versait à mesure du besoin l'essence dans l'eau de la bouillotte. Dans les premiers temps pour deux des enfants qui sont morts, j'ai voulu user d'un fourneau à pétrole au lieu d'une lampe à alcool, suivant le conseil M. le Dr Renou de Saumur, mais, soit que l'huile de pétrole fût de mauvaise qualité, soit que l'entourage fût inhabile pour en modérer la flamme, les enfants n'ont pu supporter l'odeur de ce fourneau, et j'ai cru devoir renoncer à ce système d'ailleurs très économique.

La meilleure méthode d'obtenir des vaporisations très régulières, ne donnant aucun embarras et relativement peu coûteuses, surtout en hiver, consiste dans l'appareil suivant :

Sur le foyer de la chambre, on place une marmite ordinaire, pour laquelle on fabrique un couvercle en tôle. Dans ce couvercle en tôle, on pratique une ouverture qui reçoit l'extrémité d'un tuyau de poêle lequel est dirigé obliquement vers l'intérieur de la chambre. Dans ce même couvercle, on fait une seconde ouverture plus petite destinée à recevoir le bec d'un entonnoir par lequel on verse au fur et à mesure du besoin l'eau et l'essence de térébenthine. Cet appareil fonctionne au moyen d'un bon feu, constamment entretenu avec une parfaite régularité, et crée à la chambre du malade une atmosphère d'une extrême douceur. On pourrait, ce me semble, l'utiliser pour certaines maladies de poitrine, particulièrement pour la phthisie, dont le microbe serait peut-être détruit par l'essence de térébenthine comme semble l'être celui de la diphtérie. Je n'ai pas encore à cet égard d'observation terminée. Il faut éviter de mettre trop de liquide dans la marmite de peur qu'en coulant par les bords, l'essence de térébenthine ne prenne feu, accident que l'on arrêtera au moyen d'un linge mouillé. On pourrait, au moyen d'un vase communiquant, connaître sans cesse le niveau exact du liquide dans la marmite et rendre impossible la production de cet accident. Je n'ai employé ces vaporisations que dans deux cas; mais j'en ai été très satisfait.

Inhalations. — Elles consistent à entretenir un mouchoir de poche constamment mouillé d'essence de térébenthine, que le malade ne cesse de respirer. Ce moyen peut devenir très précieux, si l'on est contraint de faire voyager le malade (14e observation).

2° Médication tonique. — Dans presque tous les cas, j'ai administré à l'enfant malade par cuillerées ou doubles cuillerées à café, toutes les heures ou demi-heures, suivant l'âge, une potion approximativement composée comme il suit, potion que je confectionnais moi-même sur place, sans rien peser, afin de ne pas retarder le début du traitement :

Chlorate de potasse.........	3 à 5	grammes.
Teinture de quinquina......	10	—
Alcool...................... } Eau de menthe............. }	*aa* 30	—
Sirop de gomme ou autre... } Café (infusion comestible)... }	*aa* 50	—

3° Médication locale. — J'ai renoncé à toute médication locale des fausses membranes pharyngiennes et surtout à toute cautérisation ou simple badigeonnage de l'arrière gorge. Lorsque l'enfant s'y prête volontiers, je lui conseille de se gargariser fréquemment avec différents liquides, comme l'infusion de feuilles d'eucalyptus, la décoction de bourgeons de ronces.

De cette façon, l'enfant ne perd point ses forces en des luttes lamentables ; il se laisse approcher sans frayeur par ses parents et par son médecin ; il s'endort sitôt que l'étouffement lui accorde quelque moment de relâche, et comme la potion est d'un goût agréable, comme on n'a besoin pour le soigner ni de le torturer, ni même de contrarier ses goûts, les parents n'éprouvent d'ordinaire aucune difficulté à continuer tout seuls le traitement.

Je leur recommande du reste d'éviter, à la vue de l'enfant, toute scène pénible de lamentations et de ne lui laisser voir aucune marque d'inquiétude.

4° Mesures prophylactiques en ce qui concerne l'entourage. — J'ai toujours conservé avec les malades leurs frères et sœurs, et je n'ai pas eu un seul accident, tant que l'on a employé l'essence de térébenthine. La 7e observation est très remarquable sous ce rapport.

Dans le cas où l'on désirerait les écarter, je ne m'y opposerais certainement pas, mais à la condition expresse de les soumettre constamment pendant plusieurs jours à l'influence de ce médicament sous l'une des formes que j'ai indiquées. Autrement je croirais m'exposer à les voir tomber malades ailleurs et propager ainsi la maladie.

5° Solution antiseptique de M. le Docteur Renou de Saumur. — Cette solution, que M. le Dr Renou a employée en vaporisation avec grand succès, est ainsi composée :

Acide phénique	280	grammes.
— salicylique.....	56	—
— benzoïque	112	—
Alcool...............	468	—

Cette solution, employée en fumigations dans une cuillère en fer et non en vaporisations, beaucoup plus coûteuse que l'essence de térébenthine, m'a paru inférieure à cette dernière contre la diphtérie : je l'ai presque abandonnée.

En revanche, elle possède des propriétés sédatives remarquables, que j'ai utilisées plusieurs fois avec avantage pour combattre l'insomnie de mes petits malades. Je l'ai employée également avec succès dans d'autres affections et désireux seulement aujourd'hui de soulever une question intéressante, que je ne me sens pas capable de trancher seul, je donnerai brièvement deux observations, l'une de fièvre typhoïde, l'autre de rhumatisme articulaire aigu.

A. *Effets sédatifs des fumigations antiseptiques dans la fièvre typhoïde.* — Le 28 avril 1884, je suis appelé auprès d'une jeune femme de Blain, Mme S......, que je soignais depuis plusieurs jours à ma consultation pour un embarras gastro-intestinal mal déterminé : je constate une température supérieure à 39°. En vain je lui administre le jour même un purgatif (0 gr. 80 de calomel) et le lendemain un vomitif (ipéca 1 gr. 50 et tartre stibié 0 gr. 03). Cette médication, très énergique, eu égard au tempérament délicat de la jeune femme, la soulage momentanément, mais n'abaisse que légèrement et passagèrement la température. Le sommeil rare est constamment troublé par les plus pénibles, les plus effrayants cauchemars.

30 avril. — Un confrère est appelé avec moi le soir auprès de cette jeune femme qui s'inquiète, oppose de la résistance à toute médication, à toute alimentation et ne parle que de mourir. Le chloral administré, il est vrai, à faibles doses, lui a procuré un sommeil de moins courte durée mais non plus paisible. Mon confrère et moi sommes d'accord pour déclarer que le danger actuel est nul et aussi pour pronostiquer une dothiénentérie grave à forme ataxo-adynamique.

1er mai. — Impressionné par les effets sédatifs que j'avais obtenus, chez plusieurs enfants, par les fumigations avec la solution antiseptique du Dr Renou, et désireux de ne pas surcharger de médicaments l'estomac délicat de la jeune femme, je commence ces fumigations dans la chambre et je prescris de les continuer à doses telles, que le parfum s'en maintienne seulement perceptible. La malade continue du reste le même traitement

Cependant la jeune femme ne tarde pas à dormir paisiblement et désormais, jusqu'à la fin de sa maladie, son sommeil est calme et réparateur. Les affreux cauchemars sont remplacés par des rêves doux, même joyeux, qu'elle se plaît à raconter à son réveil. Chaque jour elle dort davantage, malgré la persistance d'une température élevée et l'on est bientôt tenté de se plaindre qu'elle sommeille trop fréquemment.

12 mai. — Elle est entrée en pleine convalescence et l'on a brûlé environ 300 grammes de la solution antiseptique. Les personnes qui l'ont veillée ont trouvé que ces fumigations modérées avaient rendu le séjour de la chambre moins désagréable pour elles-mêmes : toute odeur fétide y avait été ainsi victorieusement combattue.

B. *Effets sédatifs des fumigations antiseptiques dans le rhumatisme articulaire aigu* — On m'appelle le 16 octobre 1884 pour un enfant de neuf ans, demeurant à Henleix, à une lieue environ de ma demeure et je constate que ce petit garçon est atteint de rhumatisme articulaire aigu. Guérison momentanée le 21 octobre.

Rechûte le 6 novembre. Guérison momentanée le 12 novembre.

Rechûte le 16 novembre. Cette fois il souffre beaucoup et je réussis de nouveau avec le salicylate de soude, le sulfate de quinine, etc., à calmer les douleurs, lorsque, à partir du 21, il est pris de colique et ne peut plus supporter aucun médicament. Le petit malade est amaigri, très anémique et complètement privé de sommeil.

21 novembre. — On brûle le soir dans la chambre de l'enfant une cuillerée de la solution antiseptique. L'enfant s'endort très bien.

Il en est de même le 24 novembre et les parents remarquent que les autres enfants s'endorment eux aussi plus profondément. En même temps, les douleurs du rhumatisme s'apaisent et un peu d'appétit revient sans l'emploi d'aucune autre médication.

25 novembre. — Curieux de connaître la véritable cause du sommeil, les parents s'abstiennent le soir de faire la fumigation. L'enfant ne dort pas la nuit. Aux questions qu'on lui adresse il répond qu'il ne souffre pas, mais qu'il ne peut dormir. En même temps, il se tourne et se retourne dans son lit.

26 novembre. — Reprise et continuation des fumigations, retour du sommeil.

15 décembre. — L'enfant n'a pris aucun remède depuis le 23 octobre et il est complètement guéri. Mais aujourd'hui le grand'père qui est asthmatique regrette que l'on n'emploie plus les fumigations, car lui aussi, me dit-il, en bénéficiait au point de vue du calme respiratoire.

Enfin, ces jours derniers, une jeune fille de 22 ans, parvenue à l'ultime période de la cachexie phthisique après six années de maladie, se plaignait à moi de palpitations cardiaques qui l'empêchaient de reposer même la nuit, et ses parents aussi me priaient de la soulager. Mais la pauvre malade, aujourd'hui décédée, ne pouvait plus supporter aucun remède. Je proposai les fumigations, qui furent faites à la dose d'une à deux cuillerées par nuit, et trois après la jeune fille me témoignait vivement sa reconnaissance : « Je n'aime pas, me dit-elle, cette odeur répandue dans ma chambre; mais au moins je repose un peu sans m'endormir tout à fait et sans cesser de ressentir les palpitations. Les nuits sont pour moi beaucoup moins longues et moins pénibles à passer. »

J'ai utilisé aussi ces fumigations dans la chambre d'un homme, dont une large plaie, causée par brûlure, suppurait abondamment et répandait une odeur insupportable.

Cette chambre fut ainsi désinfectée immédiatement et le séjour en devint beaucoup plus facilement supportable.

Je ne veux que signaler brièvement ces faits. A tous, il appartient de les étudier, d'en apprécier la juste valeur et de nous faire connaître s'ils reposent sur une base solide ou s'ils ne constituent que de simples et bizarres coïncidences.

OBSERVATIONS.

1re OBSERVATION. — *Croup d'emblée.* — *Diagnostic discutable.* — *Guérison.*

Le 28 mai, à 10 heures du soir, on m'appelle pour une petite fille de six ans qui, contrairement à son habitude, a été prise d'anorexie et de tristesse toute la journée. Elle se plaint vivement du mal de gorge et les parents viennent de remarquer chez elle une dyspnée manifeste : sa voix et sa toux présentent le caractère croupal. L'examen de la gorge, fait à une lumière insuffisante, demeure négatif au point de vue des fausses membranes. Je commence immédiatement le traitement par le badigeonnage de l'arrière-gorge avec un glycérolé de sulfure de sodium au dixième et par des fumigations faites dans une cuillère en fer, tour à tour avec la solution antiseptique précitée et l'essence de térébenthine. Les parents se procurent sans retard et administrent à leur enfant par cuillerées à café, toutes les heures, la potion tonique ci-dessus formulée.

29 mai. — L'enfant a bien dormi; son état est très amélioré. Cependant la voix et la toux ont conservé légèrement le caractère croupal, et la tuméfaction des ganglions du cou, que j'avais observée la veille, persiste encore. J'oublie de faire un examen attentif du pharynx de l'enfant au point de vue des fausses membranes. Cette enfant de six ans se prête très volontiers aux badigeonnages, pourtant si désagréables, avec le glycérolé de sulfure de sodium, affirmant que ces badigeonnages lui font du bien.

30 mai. — L'enfant me paraît en voie de guérison assurée. Je prescris seulement de continuer les fumigations à doses minimes pendant huit jours environ.

Ses trois frères ou sœurs, plus jeunes que la malade, n'ont pas quitté le logement paternel composé d'une seule petite chambre, et aucun d'eux n'a présenté de symptôme inquiétant.

2e Observation. — *Croup chez une petite fille de 7 ans préalablement atteinte d'adénites scrofuleuses sous-maxillaires et rétro-laryngiennes.*

Je suis appelé le 7 juin auprès d'une enfant de 7 ans, fille de mère asthmatique et de père alcoolique, élevée dans la plus grande misère, scrofuleuse au dernier degré, un peu sourde et paraissant arrêtée jusque dans son développement intellectuel.

Malgré un traitement prolongé à l'huile de foie de morue et au sirop d'iodure de fer, le cou de cette enfant est amplement garni d'adénites à sa région antérieure. L'un des premiers ganglions rétro-laryngiens gauches supérieurs présente depuis plus de deux mois le volume approximatif d'un œuf de pigeon, il est douloureux à la pression et menace de suppurer.

Tel est l'état misérable de cette petite fille au moment où débute l'angine pseudo-membraneuse.

Je constate en effet dès ma première visite la présence de fausses membranes sur les deux amygdales : je me mets en devoir de pratiquer immédiatement des badigeonnages de l'arrière-gorge avec un glycérolé de sulfure de sodium au dixième, convaincu d'ailleurs que l'enfant est perdue sans ressources, si je ne puis arrêter le mal dans son principe. Mais les adénites sub-linguales rendent très douloureux l'emploi de l'abaisse-langue, et l'enfant chaque fois vomit abondamment.

Elle lutte d'ailleurs très énergiquement pour se défendre des badigeonnages et l'on ne peut obtenir d'elle aucune soumission, ni par la douceur ni par la violence. Je me contente donc de donner mes instructions à la mère, qui se charge de continuer le reste du traitement. La solution antiseptique est employée en fumigations concurremment avec l'essence de térébenthine.

8 juin. — L'enfant a bien dormi, mais le larynx est envahi, car la voix et la toux sont presque éteintes. La dyspnée est manifeste et je ne conserve aucune espérance de guérison. La mère continuera la potion tonique et les fumigations ; elle nourrira son enfant aussi bien que ses maigres ressources pourront le lui permettre et lui donnera surtout du lait doux comme alimentation.

9 juin. — L'enfant a encore passé une très bonne nuit : elle a bien dormi et je suis tout surpris de l'apprendre, car elle est toujours dans un état de dyspnée intense. Je fais continuer la médication à laquelle cependant je n'attribue pas, dans un cas pareil, la puissance de guérir. Mais vers cinq heures du soir mon étonnement redouble en constatant une amélioration très sensible : la voix est moins éteinte et la toux moins rauque. L'enfant se plaint encore du mal de gorge.

10 juin. — Très bonne nuit. La voix et la toux n'ont plus le caractère croupal. Le chapelet ganglionnaire rétro-laryngien est encore très engorgé, mais douloureux seulement à la pression.

11 juin. — Les ganglions sont encore engorgés mais ne sont plus douloureux.

12 juin. — L'adénite scrofuleuse gauche supérieure est moins volumineuse et moins douloureuse qu'avant le début de la maladie ; l'état général de l'enfant est également meilleur, ce que j'attribue à la potion tonique additionnée de chlorate de potasse. L'emploi de l'abaisse-langue, qui nécessite une vraie lutte avec la petite fille, mais ne paraît pas la faire souffrir comme le premier jour, permet de constater que toute trace de fausse membrane a disparu. La petite fille est aussitôt prise de vomissement et la mère me dit que l'on n'a jamais pu examiner la gorge de sa fille sans en provoquer.

Le frère de la petite fille, âgé de quatre ans, n'a pas quitté sa sœur durant la maladie et n'a pas cessé d'être bien portant. La séparation des deux enfants était matériellement impossible, et d'ailleurs, comptant sur les fumigations pour prévenir le mal, j'étais heureux de ne pas m'exposer à propager le fléau en dispersant la famille.

La chambre occupée par l'enfant était vaste, très bien aérée ; on ouvrait assez souvent les fenêtres. Les fumigations sont continuées à faibles doses pendant huit jours.

3e Observation. — *Angine pseudo-membraneuse, traitée pendant dix jours dans un atelier de cordonnier, par les fumigations avec l'essence de térébenthine et la solution antiseptique, sans interrompre le travail des trois ouvriers.*

Je suis appelé le 6 juin, à 10 heures du soir, auprès d'une petite fille de sept ans, dont le frère est autrefois mort du croup. L'arrière-gorge est tapissée de fausses membranes très épaisses, tandis que le larynx ne paraît pas encore envahi. L'enfant avale avec difficulté et souffrance. Le père, la mère et la petite fille habitent une chambre au rez-de-chaussée donnant sur la rue, longue, étroite, encombrée, où le père travaille avec deux ouvriers cordonniers. Je commence le traitement comme dans les cas précédents, sans administrer de vomitif.

11 juin.— Durant la nuit, on a fait des fumigations, surtout avec l'essence de térébenthine, et la petite fille n'a guère dormi ; mais elle avale plus facilement et affirme moins souffrir de la gorge. On lui donne le soir une tasse de tilleul et l'on emploie pour les fumigations nocturnes la solution antiseptique de préférence à l'essence de térébenthine.

12 juin. — Très bon sommeil. L'état de la petite fille est très amélioré : elle ne souffre plus et ne paraît plus malade ; elle s'amuse dans l'atelier de son père et chante avec les ouvriers.

Toutefois la guérison n'est complète que le 21 juin, après diverses péripéties occasionnées par la terreur exagérée des parents et par la répugnance de l'enfant pour le traitement local de l'arrière-gorge. Je crois que ce traitement local des fausses membranes pharyngiennes n'a pas avancé, a plutôt retardé la guérison, et je ne m'attarderai pas à raconter tous les incidents pénibles qu'il a fait naître. Cette enfant est du reste la dernière à qui je l'ai imposé. Cependant j'employais alors les fumigations à une dose que j'estime aujourd'hui insuffisante ; j'avais en outre de graves difficultés à vaincre par suite de la disposition même du logement et par suite aussi du manque complet de sang-froid chez les parents, de sorte que je ne puis sûrement apprécier le rôle que les badigeonnages de l'arrière-gorge, et autres traitements locaux des fausses membranes, ont joué dans le traitement de cette petite fille.

4e Observation. — *Croup d'emblée.* — *Diagnostic discutable.* — *Guérison.*

Le 11 septembre, à 8 heures du soir, on m'appelle au bourg du Gâvre, à une lieue et quart de Blain, pour un enfant de quatre ans qui menace d'étouffer. La dyspnée extrême de l'enfant, sa voix et sa toux caractéristiques, le mal à la gorge dont il se plaint et l'engorgement des ganglions entraînent chez moi une conviction suffisante, pour que je n'hésite pas à commencer le traitement de la diphtérie. L'examen de l'arrière-gorge, pratiqué à la hâte avec un insuffisant éclairage, demeure toutefois négatif.

On commence sans retard les fumigations et je prépare sur place la potion tonique. Sous l'influence de cette dernière, donnée largâ manu, l'enfant est pris pendant le reste de la nuit de sueur abondante et de légère agitation alcoolique ; mais le lendemain matin, quand je retourne au Gâvre, je constate que tout danger pressant a disparu. Je prescris de continuer le traitement avec modération et la guérison est complète le **15** septembre.

5e Observation. — *Deux frères atteints du croup d'emblée. — Diagnostic discutable. — Guérison.*

Le 1er novembre vers neuf heures du soir, on m'appelle au même bourg du Gâvre pour un enfant de six ans, à qui on vient d'administrer un vomitif, dans la crainte qu'il n'étouffe avant mon arrivée. Au point de vue de l'examen que je fais de cet enfant, je pourrais répéter ce que je viens de dire pour celui qui fait l'objet de la précédente observation. Seulement le diagnostic de croup me paraît ici confirmé par cette circonstance que, pendant l'examen de ce premier enfant, j'entends son jeune frère, âgé de quatre ans environ, qui tousse de la même toux croupale. Je l'examine à son tour et constate les mêmes symptômes que chez le frère aîné. L'examen de l'arrière-gorge demeure également négatif au point de vue des fausses membranes ; mais cet examen, je le répète, est pratiqué avec un éclairage très insuffisant et sans aucune insistance : les symptômes constatés me suffisaient amplement pour entraîner ma conviction et me déterminer au point de vue du traitement.

La thérapeutique donne aussi les mêmes résultats que dans le cas précédent. Le lendemain matin, je me disposais à retourner au Gâvre, lorsque le père vient me dire que les enfants avaient été pris pendant la nuit de sueur et d'agitation sous l'influence de la potion alcoolique, mais que leur respiration n'inspire plus aucune inquiétude. La voix et la toux sont considérablement améliorées, sans être encore tout à fait normales. Il me promet de m'avertir à la moindre aggravation.

Ces enfants sont complètement guéris après trois jours de traitement.

6e Observation. — *Angine couenneuse et croup. — Guérison.*

Le 19 novembre, vers 8 heures du matin, au village de Mespras, près Blain, une petite fille de neuf ans menace d'étouffer. On vient me chercher, et comme j'étais absent, on fait gargariser l'enfant en m'attendant avec une décoction chaude de bourgeons de ronces. J'arrive vers midi et, après un rapide examen, j'organise le traitement. J'ai constaté tous les symptômes de la diphtérie, moins la présence des fausses membranes sur la muqueuse du pharynx ; mais la mère m'a affirmé depuis avoir vu très distinctement des taches blanches et larges dans la gorge de son enfant. Les jours suivants je fais deux visites à l'enfant et j'aurais pu m'en dispenser, car les parents n'éprouvaient aucune difficulté pour soigner leur fille d'après mes indications. L'enfant s'est trouvée complètement guérie vers le 27 novembre.

Deux autres enfants dans la maison étaient en âge d'avoir le croup ; ils n'ont pas quitté la maison paternelle et n'ont rien présenté d'inquiétant.

7e Observation. — *Un petit garçon et une petite fille atteints d'angine couenneuse et de croup. — Changement de médecin et de méthode. — Observation intéressante, surtout au point de vue prophylactique.*

Le 21 novembre, à midi, mon confrère étant empêché, je suis appelé chez des gens qui lui sont très attachés. Je constate que deux enfants sont malades, une petite fille de neuf ans et un petit garçon de quatre ans et demi. Tous les deux ont des fausses membranes très bien formées dans le pharynx ; tous les deux, le petit garçon surtout, présentent avec un tirage modéré une toux et une voix manifestement croupales. Il y a quatre autres enfants dans la maison : je permets de les conserver tous, à la condition expresse que les parents seront dociles à mes prescriptions. Je commence sans retard le traitement avec l'essence de térébenthine brûlée dans une cuillère en fer et la potion tonique administrée d'heure en heure, en respectant le sommeil des enfants. La nourriture est donnée aux enfants à intervalles réguliers et composée de substances fortifiantes, variées et facilement digestibles.

Les enfants ne se sentent pas gravement malades et ils passent l'après-midi au coin du foyer ; mais le soir je les trouve tous les deux plus malades : ils se sont tenus la tête penchée vers le feu et en éprouvent de la céphalalgie et du dégoût pour manger. Je les fais coucher et leur fais administrer à tous les deux un vomitif.

Le 22 novembre, l'état de la petite fille est très amélioré et je ne tarde pas à la dispenser de la potion tonique qui lui répugne : pour tout traitement je la maintiens en compagnie de son frère dans l'atmosphère des fumigations.

Le petit garçon, au contraire, est beaucoup plus malade : sans présenter aucune crise intense d'étouffement, il est obligé à un tirage très marqué ; sa voix et sa toux s'éteignent. Le soir cependant, il respire avec moins de difficulté, il tousse et parle plus bruyamment. J'avais constaté dans la journée que toute trace de fausses membranes avait disparu sur les muqueuses pharyngiennes des deux enfants.

Le 23 novembre, la petite fille paraît complètement guérie et le petit garçon n'est pas plus gravement malade que la veille au soir. La journée se passe sans incident remarquable, si ce n'est que vers six heures du soir remarquant la langue saburrale du petit garçon, je lui administre un vomitif à l'ipéca. Je reviens le voir vers dix heures du soir et je le trouve paisiblement endormi, ne tirant plus et présentant tous les symptômes d'une détente complète. La toux avait déjà changé de caractère : elle avait perdu sa raucité et se faisait entendre assez largement. Je crois pouvoir donner au père de sérieuses espérances de guérison.

24 novembre. — L'enfant a dormi jusqu'à une heure du matin et, depuis ce moment, a pris avec appétit deux repas composés de viandes grillées avec des fruits cuits. Cependant la mère est à côté de lui ; elle ne témoigne aucune confiance en mes paroles encourageantes ; elle se plaint des fumigations qui salissent tout chez elle et la fatiguent. Je suis obligé de venir fréquemment dans la journée, comme les jours précédents, pour m'assurer que ces fumigations sont faites régulièrement. Durant le reste de la journée, l'enfant présente un état que j'ai peine à définir : sa voix et sa oux deviennent

plus claires et pourtant il étouffe de plus en plus sous l'influence de mucosités très abondantes. J'apprends que la pauvre mère, sans doute fatiguée et ayant perdu tout sang-froid, a permis dans la matinée à son enfant encore plein de force de se lever deux fois et de changer d'appartement. Enfin le soir vers dix heures, je trouve le petit garçon dans un état très alarmant ; évidemment il se meurt d'une formidable indigestion unie au léger obstacle qui s'oppose encore à sa libre respiration. Il a eu un frisson violent quelques instants avant mon arrivée. Je propose aux parents de passer la nuit avec eux auprès de leur enfant, mais ils ne m'en témoignent aucune satisfaction, et je suis contraint de me retirer, après avoir recommandé de laisser l'enfant à lui-même et de ne lui donner que très peu de chose en fait d'aliments liquides ou solides. Je leur dis aussi de suspendre la potion à laquelle, dans mon ignorance de ce qui s'était passé, j'attribuais les accidents actuels.

Je reviens à quatre heures du matin. L'enfant était mort depuis deux heures sans se débattre contre la dyspnée, et avec un ventre énorme. J'apprends avec peine que, durant la nuit, on lui a donné force cidre, et que, dans la journée de la veille, les plus grossières imprudences de régime avaient été commises : cidre, lard, eau froide, tout avait été donné à discrétion au petit garçon. Evidemment après ces révélations, la potion alcoolique cessait d'être justiciable des accidents digestifs qui avaient emporté le petit malade.

Cependant la guérison de la petite fille s'affirmait de plus en plus, et pas un autre enfant dans la maison ne présentait de symptôme inquiétant. En vain j'exhorte les parents le matin du 25 novembre à continuer les fumigations. « Pourquoi faire, m'est-il répondu, puisque notre petit garçon est mort ? — Parce que, répliquai-je, si vous ne les continuez pas, votre petite fille qui est guérie va être reprise, parce que tous vos enfants, peut-être, vont être atteints par le croup ! » On brûle devant moi de mauvaise grâce un peu d'essence de térébenthine, comme pour se débarrasser de ma présence, et l'on n'appelle mon confrère, médecin habituel de la maison, pour me remplacer, qu'entre cinq et six heures du soir, au moment où, non prévenu du changement de médecin, je retournais dans la maison pour faire auprès des parents de nouvelles instances. En vain j'avais fait donner au petit mort une prompte sépulture. Deux jours après la petite fille, que j'avais guérie, mourait à son tour, et des quatre autres enfants que mon confrère s'était empressé d'éloigner, trois ont été malades et ont, paraît-il, inspiré pendant plusieurs jours de graves inquiétudes.

8e Observation. — *Angine couenneuse au début.* — *Guérison.*

Un petit garçon de neuf ans, demeurant à la Vigne en Blain se plaint du mal de gorge le 23 novembre. Il présente en même temps un léger engorgement des ganglions du cou avec douleur à la pression, et, sur le pharynx, face postérieure, une tache blanche, très caractéristique, épaisse et de la dimension d'une grosse goutte de lait. Guérison complète en trois jours sans notable incident.

9e Observation. — *Croup intense chez une enfant de dix-neuf mois.* — *Guérison.*

Le 30 novembre, je suis appelé vers neuf heures du soir, au bourg de Vay, à deux lieues et demie de Blain, et j'y trouve une petite fille de 19 mois, chez qui, d'accord avec un confrère des environs précédemment appelé, je diagnostique un croup intense. Mon confrère avait dit qu'il reviendrait le lendemain matin si l'enfant n'était pas morte. L'enfant, en effet, paraît mourante, elle est dans un état effrayant de dyspnée et d'épuisement, il faut la contrarier vivement pour qu'elle ouvre les yeux, agite les bras et fasse entendre une voix dont le caractère croupal est manifeste. Cette voix cependant n'est pas complètement éteinte, et je conçois bientôt quelque espérance de sauver l'enfant par cette considération que l'intensité de la dyspnée tient autant à l'extrême épuisement des forces qu'à l'obstacle mécanique lui-même. On m'assure que cette enfant depuis trois jours avait pris cinq vomitifs, dont un seul aurait produit son effet. Quant au diagnostic, il me paraît ici indubitable, quoique je n'aie pas pu pratiquer l'examen de l'arrière-gorge, au point de vue des fausses membranes, par cette raison que je n'ai pas voulu engager avec la petite fille, une lutte qui aurait pu épuiser ses dernières forces : mon diagnostic était du reste confirmé par le diagnostic précédent de mon confrère, et enfin la suite de cette observation me paraît à cet égard lever tous les doutes, à cause de la persistance des mêmes symptômes pendant un grand nombre de jours et à cause de l'efficacité du traitement spécial.

Je commence les fumigations, qui semblent bientôt procurer un peu de calme à l'enfant, et, comme toujours, je recommande de les renouveler de façon à entretenir dans la chambre un léger nuage de fumée et une forte odeur de térébenthine. En même temps, je confectionne sur place la potion dont la formule approximative est donnée ci-dessus, et, pendant les deux heures que je reste auprès de la petite fille, je lui en fais prendre trois à cinq cuillerées à café. On lui donne aussi un peu de lait. Les forces semblent renaître avec rapidité et, au moment de mon départ, l'enfant tenait ses yeux ouverts et même, saisissant de ses deux mains un petit flacon rempli de lait, elle le portait à sa bouche pour boire au goulot suivant sa mode préférée. La dyspnée avait de même considérablement diminué.

1er décembre. — Je retourne à Vay, je trouve la petite fille très vivante. Tout danger immédiat me paraît conjuré, quoique l'enfant présente toujours les symptômes du croup très marqués. Je m'assure que les parents n'éprouvent aucun embarras pour continuer le traitement et, après leur avoir exprimé une sérieuse espérance de guérison, je leur recommande de m'avertir à la moindre aggravation de la maladie.

3 décembre. — L'enfant ne veut pas demeurer tranquille dans son lit; on la dirait de prime-abord plus méchante que malade. La voix est presque revenue à son timbre normal, la respiration paraît complètement libre, et la toux n'a conservé qu'un léger caractère croupal. Je recommande aux parents de ne pas se relâcher en ce qui concerne les fumigations, sans toutefois les faire aussi abondantes que le premier jour : il faut que constamment l'odeur de térébenthine soit très sensible dans la chambre.

10 décembre. — Je ne recevais plus de nouvelles de la petite fille et je la croyais guérie, mais une lettre des parents m'arrive et je retourne la voir. L'enfant est moins bien que le 3 décembre. Je la trouve, à la vérité pleine de force et courant dans la maison d'une chambre à l'autre, mais le tirage est de niveau manifeste, la toux et la voix sont rauques. La mère me dit qu'elle a des crises d'étouffement, pendant lesquelles on s'empresse de recourir aux fumigations,

qui ne tardent pas à la calmer. Ces fumigations sont faites d'une façon très irrégulière et presque uniquement au moment des crises. Les voisins ont dit en effet aux parents que la petite fille ne peut avoir le croup, puisque le mal dure si longtemps et ceux-ci ne se conforment plus à mes prescriptions que juste assez pour empêcher le mal de s'aggraver. J'exhorte la mère à reprendre le traitement avec une plus grande régularité ; je lui révèle le danger très grand qu'elle fait courir à sa petite fille en laissant traîner la maladie ; je lui dis enfin que le nom de la maladie lui importe peu, puisque son enfant court un danger très évident pour tout le monde, tandis que le traitement indiqué a donné désormais des preuves suffisantes de son efficacité. Elle promet de mieux se conformer à mes prescriptions et de ne plus s'en rapporter aux commérages des voisins.

12 décembre. — L'enfant ne présente plus comme symptôme morbide qu'une légère dyspnée au commencement de la nuit. Je prescris de continuer le traitement.

18 décembre. — Les parents m'écrivent que leur fille est complètement guérie et j'en ai eu de diverses sources la complète assurance.

10e Observation. — *Angine pseudo-membraneuse avec obturation complète du nez par les fausses membranes. — Guérison.*

Le 17 décembre 1884, à trois heures du matin, je suis appelé auprès d'une petite fille de 9 ans, demeurant au Grand-Coin, à Blain. L'enfant se plaint d'un grand mal de gorge : je constate, en outre, l'existence de fausses membranes sur la muqueuse du pharynx et l'engorgement douloureux des ganglions cervicaux. Je commence le traitement habituel.

A huit heures du matin, je revois l'enfant, et, grâce à la lumière du jour, je reconnais que les fausses membranes dans le pharynx sont très abondantes ; elles descendent des deux côtés du pharynx dans les interstices formés de chaque côté par les deux piliers de l'amygdale sous forme de grosses larmes, et la petite fille ne peut respirer que par la bouche ; d'où je conclus que le nez lui-même est bourré de fausses membranes. L'enfant a, en outre, la fièvre avec langue saburrale et vomissement ; mais, lui trouvant une apparence de faiblesse très grande, je me contente des tisanes amères pour combattre cet embarras gastrique. Le visage est en effet très pâle. Quant au mal de gorge, il est un peu diminué. Vers quatre heures du soir, je reviens et je constate que l'état général est toujours mauvais et que l'estomac continue à refuser toute nourriture. La potion elle-même paraît détestable au goût de l'enfant et le thermomètre monte à 39° 3. Je donne donc un vomitif à l'ipéca, après lequel la petite fille s'endort. Fumigations avec la solution antiseptique du Dr Renou pendant la nuit.

18 décembre. — La nuit s'est bien passée et l'apparence de l'enfant n'est plus la même : l'air d'abattement et de faiblesse a disparu. Le mal de gorge a beaucoup diminué et les fausses membranes sont moins abondantes. Au moment où je fais l'examen de l'arrière-gorge, il se produit un petit mouvement de régurgitation et une fausse membrane de la dimension d'une pièce de 50 centimes se détache d'elle-même. Je profite de ce que l'enfant aime les tisanes amères pour en prescrire la continuation, afin de stimuler l'appétit et de prévenir le retour de l'embarras gastrique. Elle trouve la potion excellente, mange de la viande avec plaisir et reprend de la gaieté. J'ajoute à son traitement des gargarisations fréquentes avec des infusions chaudes de feuilles d'eucalyptus.

19 décembre. — Il n'y a pas eu de selle depuis l'avant-veille. Je prescris donc deux cuillerées à café d'huile de ricin dans du lait chaud sucré. Comme la veille, pendant l'examen de la gorge, une fausse membrane se détache, et dans la matinée, d'un seul coup le nez se débouche en laissant tomber dans le pharynx un gros bouchon de fausses membranes à moitié ramollies.

20 décembre. — Le pharynx est presque nettoyé, l'enfant mouche très abondamment et le nez se débarrasse de plus en plus ; l'enfant a repris sa gaieté. Désireux d'éviter à la mère l'ennui des fumigations qui salissent tout chez elle, je les remplace par un système de vaporisation ainsi constitué : sur une petite lampe à alcool munie d'un trépied, j'installe une casserole, dans laquelle je fais bouillir de l'eau et, dans cette eau, je prescris de verser fréquemment de l'essence de térébenthine, de manière à en entretenir constamment l'odeur dans la chambre de l'enfant. J'y fais ajouter aussi un peu de glycérine. C'est l'unique fois que j'ai employé cette dernière substance, que j'ai ensuite perdue de vue et je crois que la malade s'en est très bien

trouvée ; le détachement des fausses membranes m'a paru être ainsi accéléré.

22 décembre. — La guérison paraît complète. L'enfant est toutefois maintenue sous l'influence des fumigations et de la potion au chlorate de potasse à doses progressivement diminuées. La moindre menace de rechûte donnera lieu à une reprise presque intégrale du traitement. C'est ainsi que dans les premiers jours de janvier 1885, j'ai fait reprendre avec abondance de la potion tonique et le mal a cédé de nouveau sous l'influence presque unique de ce moyen thérapeutique, moins fatigant à employer pour la mère que les fumigations.

11e Observation. — *Angine pseudo-membraneuse. Guérison.*

Le 20 décembre 1884, je suis appelé au village de Lorgerais en Blain, pour une petite fille de dix ans, qui présente, avec un mal de gorge, un engorgement douloureux des ganglions cervicaux et des fausses membranes abondantes et caractéristiques sur la muqueuse du pharynx. Comme dans le cas précédent, ces fausses membranes semblent descendre de l'arrière cavité des fosses nasales ; elles sont toutefois un peu moins abondantes. J'en fais très facilement constater l'existence à plusieurs personnes présentes.

Le traitement commence à deux heures et demie de l'après-midi et se termine heureusement sans incident notable vers le 28 décembre. La mère conserve toutefois de l'essence de térébenthine chez elle et se tient prête à recommencer les fumigations au moindre retour de la maladie. J'ai fait durant ce temps deux visites, dont j'aurais pu me dispenser, car le traitement se faisait régulièrement et sans aucune difficulté.

La petite malade a quatre sœurs en bas-âge, qui n'ont pas quitté la maison paternelle composée d'une seule chambre, et qui n'ont présenté aucun symptôme inquiétant.

12e Observation. — *Croup d'emblée. Trachéotomie opérée par M. le Dr Poisson de Nantes. Enlèvement de la canule le 4e jour. — Guérison.*

Dans la famille de M. X......, marchand d'étoffes et d'épiceries à Blain, les enfants ont la déplorable habitude de manger sans cesse des sucreries, qu'ils se procurent à discrétion dans le magasin de leurs parents. On ne peut les faire manger aux heures des repas et souvent même ils ont recours à la ruse pour ne pas y assister. C'est ainsi qu'ils quittent parfois leurs père et mère sous prétexte d'aller dîner chez leurs grands parents et à ceux-ci ils déclarent qu'ils ont déjà pris leur nourriture. Je commence l'observation de la petite Berthe, âgée de six ans, par cet important renseignement, qui jettera, ce me semble, un grand jour sur la cause véritable de l'échec momentané que j'ai subi dans le traitement de cette enfant.

Berthe avait plusieurs fois déjà durant le cours de l'épidémie régnante, inspiré des inquiétudes pour des angines accompagnées de fausses membranes et elle s'était momentanément guérie, lorsque le 22 décembre 1884, sa voix et sa toux prennent un timbre de raucité caractéristique. La nuit se passe assez bien sous l'influence d'un traitement dont je n'ai pas à m'occuper ; mais, le 23 décembre vers midi, je suis appelé en toute hâte par la famille, en compagnie de mon confrère, médecin habituel de la maison. Nous trouvons l'enfant dans un tel état de dyspnée, que mon confrère déclare sans hésiter que la trachéotomie est désormais de nécessité absolue. Je ne partage pas son opinion, et, me fondant sur les observations précédentes de mes petits malades, la deuxième et la neuvième surtout, j'ai bon espoir de la sauver par le traitement purement médical. L'enfant m'est donc abandonnée.

Je prescris immédiatement de faire du feu dans une petite chambre dépourvue de tout meuble ou objet de luxe, et, contrairement à ma pratique ordinaire, me laissant influencer par la grave responsabilité qui pèse sur moi, je fais faire dans cette chambre de une heure à sept heures du soir des fumigations d'essence de térébenthine, à doses telles, que le jour y est transformé en une nuit profonde.

A sept heures l'enfant respirait plus facilement : mais la situation n'était plus tenable pour la famille. Le père de la petite fille, fatigué à l'avance par la maladie de sa femme et de sa domestique, toutes deux atteintes de fièvre muqueuse, s'était couché malade, et la fumée noire menaçait d'envahir le magasin et d'y détériorer une grande quantité de marchandises. Ce système de fumigations devenait d'autant moins pratiquable, que si l'on fermait la porte de communication avec la cuisine, immédiatement la cheminée de la petite chambre se mettait à fumer. Je suis donc contraint de remplacer les fumigations à l'essence de térébenthine par des vaporisations avec la même substance, vaporisations dans lesquelles, à priori, j'ai une grande confiance, mais que je n'ai pas employées suffisamment encore pour en connaître sûrement la valeur. En conséquence, au-dessus d'une lampe à alcool, munie d'un trépied, je fais placer une petite casserole remplie d'eau, et, dans cette eau entretenue sans cesse à l'état d'ébullition, on verse fréquemment de l'essence de térébenthine. Le soir à dix heures, tout semble présager une excellente nuit. Une seule chose me préoccupe, c'est que l'enfant ne veut accepter aucune nourriture, que sa langue est très saburrale et que le moindre aliment, que je réussis d'autorité à lui faire avaler, est immédiatement vomi. Moi seul d'ailleurs, avec qui elle n'est pas encore très familière, obtiens sous ce rapport quelque soumission de la part de l'enfant. Je ne peux qu'à grand'peine lui faire sucer quelques tranches d'oranges, ou lui en faire avaler le jus ; elle ne veut rien, absolument rien. Quant à la potion, elle n'est. ni acceptée volontiers par la petite fille, ni tolérée par son estomac. Elle ne prend que du lait en très petite quantité.

24 décembre. — Le commencement de la nuit a été tranquille, mais, vers quatre heures du matin, on m'a appelé parce que les crises d'étouffement se renouvelaient. Je fais brûler un peu d'essence de térébenthine, et l'enfant se plaint bientôt que cela la gêne. Enfin elle vomit un caillot de lait, gros comme un demi-œuf de poule et se trouve soulagée. La respiration est plus libre que la veille, la toux devient plus bruyante, la voix moins éteinte.

A une heure et demie, j'administre à l'enfant un gramme de magnésie, car elle n'a pas eu de selle depuis le début du traitement; mais la magnésie est bientôt vomie. Mon confrère, qui était présent, insiste de nouveau pour la trachéotomie, il est assez habile pour y décider les parents, qui ne se souciaient guère de cette opération, et, sans avoir encore perdu toute espérance de sauver l'enfant par le traitement purement médical, je consens à m'associer à sa proposition. Nous expédions à M. le Dr Poisson une dépêche pour qu'il veuille bien, aussitôt que possible, venir opérer la petite Berthe.

A six heures, la situation n'a pas empiré au point de vue de la respiration. Au contraire, la toux est devenue très bruyante, elle a presque perdu tout caractère de raucité; mais l'enfant ne veut toujours rien prendre et sa langue est couverte d'un enduit saburral très épais et très noirâtre. Je lui fais prendre un vomitif à l'ipéca, après lequel elle paraît momentanément très soulagée. Mais le tirage continue, s'accentue de plus en plus et épuise à vue d'œil les forces de la petite fille, qui continue à ne pouvoir se nourrir.

A dix heures M. le Dr Poisson arrive et, de l'avis de tous, il est grand temps de faire la trachéotomie. Toutefois mon opinion différait un peu de l'opinion de mes deux confrères, en ce sens que je jugeais le croup lui-même sur le point d'être vaincu, en ce qui concernait l'obstacle mécanique apporté à la respiration, et que, dans ce moment encore, si j'avais pu restaurer les forces de la petite fille par une alimentation bien supportée, je n'aurais pas complètement désespéré du traitement médical. Le tirage dépendait, suivant moi, d'un triple symptôme morbide : obstacle mécanique situé au niveau du larynx, embarras gastro-intestinal et épuisement presque complet des forces. Or l'enfant en était arrivée à vomir même une cuillerée à café d'eau fraîche.

L'opération est faite avec une grande habileté et une grande prudence par M. le Dr Poisson, qui se sert uniquement du bistouri. L'hémorrhagie peu abondante ne réclame pas l'emploi du thermocautère, qui est cependant prêt à servir en cas de besoin. Aucune fausse membrane n'apparaît à l'ouverture de la trachée : nous n'en avions pas non plus constaté l'existence sur la muqueuse du pharynx et cependant notre diagnostic de croup d'emblée est confirmé par l'opinion identique de M. le Dr Poisson.

Après l'opération, le même appareil à vaporisations d'essence de térébenthine installé près le lit de l'enfant et recouvert par un pan des rideaux sert à adoucir et en même temps à parfumer l'air que respire la petite fille. Celle-ci dort tranquillement durant toute la nuit, mais elle ne prend presque aucune nourriture.

25 décembre. — La lampe à alcool avec la petite casserole qui la recouvre donne beaucoup d'embarras aux gens de la maison déjà fatigués par les soins à donner aux deux personnes atteintes de fièvre muqueuse. Cet appareil est souvent renversé, il fonctionne sans régularité et ne donne pas une suffisante quantité de vapeur d'eau. Je fais donc placer devant le feu une marmite remplie d'eau, et dans le couvercle en tôle qui recouvre cette marmite je fais percer deux

ouvertures, une grande et une petite. Dans la grande ouverture on engage l'extrémité d'un tuyau de poèle ordinaire dont la partie moyenne est attachée au rebord supérieur de la cheminée et dont l'extrémité supérieure versera sans cesse la vapeur d'eau dans la chambre. Dans la petite ouverture, j'engage le bec d'un entonnoir qui servira à verser au fur et à mesure du besoin dans la marmite l'eau et l'essence de térébenthine. Cet appareil très simple fonctionne avec une très grande régularité et entretient dans la chambre une atmosphère très douce et constamment uniforme : il n'occasionne aucune fatigue aux gens de service et fournit à la fois la vapeur d'eau et la vaporisation d'essence de térébenthine.

Toute la journée se passe d'ailleurs en essais d'alimentation infructueux. Seul, je peux faire consentir la petite Berthe à avaler quelques parcelles de nourriture, mais en vain je viens lui présenter fréquemment quelques parcelles de viande, des confitures, des tranches d'oranges, des fruits cuits, du café, de l'eau vineuse, de la bouillie légère etc. etc. Presque rien n'est avalé et la langue conserve l'enduit épais et noirâtre qui la recouvre depuis le jour des fumigations. A une heure de l'après-midi, je fais prendre à l'enfant dix centigrammes de calomel, qui procurent dans la soirée une selle abondante. Malgré cela, à dix heures du soir, je n'avais encore rien obtenu au point de vue de l'alimentation ; la malade faiblissait et je commençais à désespérer de la sauver.

Cependant, avant de m'endormir, je repassais dans mon esprit les moyens que je pouvais encore avoir à ma disposition et je n'en voyais aucun qui présentât quelque chance d'efficacité. Je me disais avec tristesse que cette petite fille allait mourir d'embarras gastro-intestinal, au moment où toutes les chances du côté du croup lui-même devenaient favorables. Vers minuit une idée me vient. Le lait convient à cette enfant, me dis-je, c'est l'aliment qu'elle prend le plus volontiers, et si je n'ose pas lui en donner avec abondance, c'est uniquement par la crainte qu'il ne caille dans l'estomac. Mais je vais y mêler une solution de bicarbonate de soude qui empêchera cet accident, je l'espère, et combattra en même temps l'acidité stomacale excessive. Je retourne donc auprès de la petite malade avec un flacon de 150 grammes contenant de l'eau et 3 grammes de bicarbonate de soude. Je verse dans une tasse, à parties égales, un peu de lait et de solution alcaline. La petite Berthe avale le tout sans difficulté et je retourne me coucher, après avoir recommandé à la garde de présenter toutes les deux heures environ le même mélange à l'enfant.

26 décembre. — A sept heures du matin, il ne me reste plus que 20 grammes environ de la solution alcaline et l'enfant a pris de cette manière environ 300 grammes de lait. La fièvre est un peu calmée, le visage moins abattu, le pouls moins mauvais, la langue un peu déchargée, quoique encore très saburrale. Je remplis de nouveau le flacon en ajoutant 3 grammes de bicarbonate de soude, et recommande d'en donner une cuillerée à bouche avec le lait à chaque prise. On n'a recours à aucune autre alimentation, si ce n'est les oranges ou autre chose de ce genre, dans le cas où l'enfant les accepte avec plaisir.

27 décembre. — La langue commence à se nettoyer très sérieusement ; l'état général est excellent et la gaiété reparaît. La solution alcaline, de nouveau épuisée, est renouvelée avec cinq grammes de bicarbonate de soude et je recommande de n'en donner désormais qu'une cuillerée à café dans le lait à chaque prise. Je recommence l'administration de la potion tonique que l'enfant prend aujourd'hui très volontiers et trouve excellente. Je maintiens l'alimentation lactée donnée régulièrement toutes les deux heures avec permission de lui substituer prudemment quelque autre aliment très léger, comme de la bouillie de froment, du jus de viande, un potage au vermicelle. A la moindre alarme, on reviendra exclusivement au lait additionné de bicarbonate de soude.

28 décembre. — La petite Berthe reprend un véritable appétit. En enfant gâtée, elle réclame par signes et impérieusement plusieurs genres d'aliments qu'on lui accorde avec discrétion. Evidemment elle ne peut parler, mais elle articule très nettement certains mots et même certaines phrases, que plusieurs personnes de son entourage arrivent facilement à comprendre. Elle mouche beaucoup et la canule qui était à peine salie les jours précédents laisse passer un mucus abondant. Dans l'eau qui a servi au nettoyage de cette canule, je reconnais très nettement la présence d'une fausse membrane, un peu plus large qu'une pièce de cinquante centimes, mince, un peu ramollie et colorée en pointillé noir. Malheureusement, je la laisse dans cette eau et quelques heures plus tard je la recherche en vain pour la

montrer à mon confrère. L'état général est excellent au point que la solution alcaline est oubliée dans un coin de la chambre. Je pense qu'en fluidifiant les sécrétions des muqueuses et les activant, cette solution a pu contribuer pour sa part à purifier de leurs produits morbides les divers organes respiratoires de l'enfant. Ce retour complet de l'appétit et cette abondante sécrétion des muqueuses me font penser que le canal est définitivement dégagé.

29 décembre. — La sécrétion des muqueuses, quoique abondante encore, est cependant diminuée. Mon confrère et moi nous réunissons à trois heures de l'après-midi pour enlever la canule et apprécier ensemble le résultat obtenu. Nous avons le bonheur de constater que la respiration se fait d'une façon très normale. Il se produit d'abord un bruit de mucosité dans la gorge et les fosses nasales, qui met notre attention en éveil; mais ce bruit disparaît bientôt sous l'influence d'une toux légère. Lorsque l'enfant veut prendre de la nourriture, il se produit quelques spasmes légers d'étouffement, de sorte que pendant les premiers jours on ne lui donne que des aliments bien délayés et par petites quantités. Aucun autre accident ne se produit et, dès le troisième ou quatrième jour, lorsque la plaie du cou est bien obturée par le pansement, la voix reprend son timbre et son intensité normales.

Jusqu'au 5 janvier, la marmite est maintenue au foyer de la chambre et projette sans cesse dans l'appartement de la vapeur d'eau imprégnée d'essence de térébenthine. Ce jour on la remplace par la lampe à alcool munie d'une bouillotte et l'on se contente de faire fonctionner ce petit appareil pendant quelques heures chaque jour, le matin et le soir surtout.

8 janvier. — La cicatrisation de la plaie cervicale est complète. L'enfant est très bien portante, elle a bon appétit. Par prudence on l'a maintenue au lit, mais elle est complètement guérie et j'insiste pour qu'on la fasse se lever et même sortir en choisissant pour sa première et courte sortie le milieu de l'après-midi et une éclaircie de soleil. Je pense que les vaporisations d'essence de térébenthine pratiquées pendant quelques heures chaque jour dans la chambre de la petite Berthe, seront pour elle un préservatif presque certain contre une rechute nouvelle.

13e OBSERVATION. — *Croup d'emblée. Diagnostic discutable. — Guérison.*

Je suis appelé, le 26 décembre 1884, à six heures et demie du soir, au petit port de Blain, sur le canal de Nantes à Brest, pour une petite fille de sept ans qui se plaint du mal de gorge et pour qui les parents craignent le croup. Cette enfant est forte pour son âge, habituellement bien portante. Elle a été triste toute la journée, n'a pas montré d'appétit et a toussé d'une toux dont le timbre rauque s'est accentué de plus en plus. Je recommande qu'en m'attendant, on brûle de l'essence de térébenthine dans la chambre de l'enfant et je ne tarde pas à me rendre.

En arrivant, je constate tous les symptômes du croup d'emblée, engorgement douloureux des ganglions cervicaux, voix et toux rauques, tirage très marqué ; mais ce croup n'est pas accompagné d'une angine pseudo-membraneuse qui lève tous les doutes. Je fais le traitement comme d'ordinaire avec les fumigations dans une cuillère en fer et la potion tonique. Dans ce ménage pauvre, où je suis obligé d'agir, il n'y a pas lieu de songer aux vaporisations, qui coûtent plus cher et présentent quelques difficultés d'installation.

27 décembre. — Jusqu'à minuit, la petite fille a tiré beaucoup, les parents ont craint qu'elle n'étouffât, puis tout s'est calmé peu à peu et ce matin tout danger pressant est conjuré. Les symptômes précités existent toujours, mais sont beaucoup moins accentués. L'examen de l'arrière-gorge, pratiqué avec soin à la lumière du jour, demeure encore négatif.

1er janvier. — L'enfant s'est guérie peu à peu sans incident notable et les parents sont toujours armés d'essence de térébenthine, dont ils continueront pendant quelques jours encore, à brûler matin et soir une ou deux cuillerées.

Le frère de la petite fille, âgé de cinq ans environ, n'a pas quitté la maison paternelle, composée d'une seule chambre, et n'a pas cessé de se bien porter.

14e OBSERVATION. — *Croup d'emblée. Diagnostic discutable. — Guérison.*

Le 31 décembre, une jeune fille de 14 à 15 ans, domestique au

Gâvre, situé à une lieue et quart de Blain, franchit cette distance à pied et très péniblement. Plusieurs fois elle est contrainte de s'arrêter et craint d'étouffer. Elle trouve sur un chantier de Blain son père, qui me l'amène vers onze heures trois quarts du matin. Les parents demeurent à la Reautais en Saint-Omer, à deux lieues de Blain, dans une direction presque opposée à celle du Gâvre.

Engorgement douloureux des ganglions cervicaux, marqué surtout à gauche, toux et voix croupales, tirage très accentué ; je constate tous les symptômes du croup, mais il n'existe pas d'angine pseudo-membraneuse pour confirmer le diagnostic, et je n'ai pas connaissance qu'il se soit produit au Gâvre d'autres cas de croup que ceux que j'ai soignés aux dates du 11 septembre et du 1er novembre, et qui font l'objet de ma quatrième et de ma cinquième observation. Toutefois, ma conviction est suffisante pour que je m'empresse d'établir le traitement du croup.

Sur le mouchoir de la jeune fille, je verse de l'essence de térébenthine que je lui fais respirer ; je lui fais prendre en même temps quelques cuillerées de la potion tonique. Cette médication, aidée du repos, produit une accalmie si manifeste, que le père, plus tranquille, me confie sa fille et retourne à son travail.

Vers une heure, après mon déjeuner, je procure à la malade un manteau de femme et un foulard qu'elle met à son cou, et je la fais monter ainsi dans ma voiture qui est découverte. Le voyage jusque chez elle s'effectue sans aucun accident et je la remets entre les mains de sa mère, après avoir donné à celle-ci mes instructions pour continuer le traitement suivant ma méthode ordinaire. Durant le voyage, la jeune fille était munie d'un petit flacon de térébenthine, dont elle versait fréquemment quelques gouttes sur son mouchoir et qu'elle respirait constamment. En arrivant chez elle, elle était beaucoup moins gênée qu'à son arrivée à Blain.

1er janvier. — La nuit s'est assez bien passée, cependant tous les symptômes persistent sans présenter la même intensité.

2 janvier. — La jeune fille est beaucoup mieux ; elle mouche abondamment. L'appétit revient ainsi que la bonne humeur. C'est à peine si la voix et la toux conservent une légère raucité. Je prescris de continuer le traitement encore quelques jours pour affirmer la guérison.

15e Observation.

Le 1er janvier, vers huit heures du matin, on vient du village de Mespras me chercher une potion pareille à celle que j'ai donnée à la petite fille qui fait l'objet de ma sixième observation. C'est qu'une voisine a remarqué que sa petite fille, âgée de dix ans, se plaint du mal de gorge et présente des taches blanches dans la gorge. Je délivre cette potion. En attendent, la mère avait spontanément commencé les fumigations à l'essence de térébenthine.

Le 2 janvier, je me rends à Mespras, uniquement pour constater la véritable nature du mal et je reconnais une angine pseudo-membraneuse très bien caractérisée par tous les symptômes et en particulier par la présence, sur la face postérieure du pharynx, de plusieurs taches dont la nature est indubitable. Je ne me suis pas occupé davantage de cette enfant, qui s'est ainsi très bien guérie sous l'influence d'un traitement dirigé uniquement par sa mère.

La même enfant a subi une rechute d'angine couenneuse très nettement caractérisée vers le 20 janvier, et la mère a pu encore toute seule soigner son enfant et la guérir.

Sa sœur, âgée de dix ans, n'a pas été éloignée et n'a présenté aucune atteinte de la maladie.

CONCLUSIONS.

1° La méthode thérapeutique que je vient d'exposer avec les résultats qu'elle m'a donnés, ne sera peut être pas dans tous les cas la plus efficace. Mais par cette raison qu'*elle est accessible à toutes les classes de la société et aux habitants de toutes les localités, pourvues ou dépourvues de médecin,* elle me paraît de toutes les méthodes jusqu'à ce jour publiées la plus capable d'amener promptement l'extinction d'une épidémie diphtéritique. Je crois en effet avoir entravé l'épidémie de Blain dans sa propagation, en particulier dans les communes du Gâvre et de Vay, où je n'ai pas connaissance qu'aucun cas se soit produit autres que ceux pour lesquels j'ai été appelé. J'ai remarqué d'ailleurs qu'aucun des enfants que j'ai soignés n'a constitué par sa présence dans un village ou dans une rue de Blain ce que l'on appelle un foyer secondaire d'épidémie. J'estime donc que, si tous les cas avaient été combattus dès le début par cette même méthode thérapeutique, cette épidémie serait demeurée insignifiante et peut être n'aurait pas causé la mort d'un seul enfant.

2° Les avantages de cette méthode peuvent être ainsi résumés :

Douceur du traitement. — Le système digestif, la tranquillité, le sommeil et même les goûts de l'enfant sont respectés.

Promptitude des secours. — Les parents peuvent commencer le traitement avant l'arrivée du médecin et celui-ci peut soigner en même temps un assez grand nombre de petits malades. Loin de moi toutefois la pensée que l'on puisse prudemment se passer du médecin : les observations qui précèdent prouvent au contraire combien son rôle est parfois actif et nécessaire.

Economie. — Cette économie porte à la fois sur le prix des médicaments qui est relativement minime et sur le nombre des visites médicales absolument nécessaires, qui dans la plupart des cas est très restreint. Au point de vue des médicaments on pourra souvent se contenter, avec l'essence de térébenthine, d'un gargarisme composé d'eau, de miel et de chlorate de potasse, en y ajoutant une nourriture et des boissons toniques.

3° Lorsqu'un enfant est atteint de diphtérie dans une famille l'éloignement pur et simple des frères et sœurs est désormais inadmissible. Cette mesure insuffisante servira dans un grand nombre de cas à donner une nouvelle extension à l'épidémie. On pourra les conserver avec le malade en les faisant participer au bénéfice d'une atmosphère imprégnée de substances médicamenteuses ou, si on les éloigne, on devra les soumettre eux et le milieu nouveau où ils ont été transférés à ces mêmes agents thérapeutiques. Quel médecin osera en effet affirmer qu'ils n'emportent pas avec eux les germes de la diphtérie ?

4° En temps d'épidémie diphtéritique, tout mal de gorge, surtout chez les enfants, mérite d'attirer l'attention vigilante des parents et du médecin. Celui-ci, en présence d'un cas simplement suspect, encourra une grave responsabilité s'il attend pour instituer le traitement spécial que son diagnostic soit pleinement confirmé. Le traitement de la diphtérie, tel qu'il est aujourd'hui préconisé par plusieurs médecins, est en effet d'une si grande douceur, qu'il n'y a pas de sérieux inconvénient à devancer l'apparition des fausses membranes.

5° Dans le cas où l'épidémie est intense et lorsqu'une maison voisine est envahie, je conseille de prévenir l'invasion du fléau en brûlant chaque jour, surtout le matin et le soir, quelques cuillerées d'essence de térébenthine. Pour éviter de salir la maison, on pourra en mettre le soir une petite quantité à évaporer dans de l'eau chauffée au-dessus d'une veilleuse ou d'une lampe à alcool.

6° On pourrait installer un appareil du même genre, toujours sans doute en temps d'épidémie, dans les lieux où les enfants sont réunis, comme les classes, les dortoirs de collège, etc. Je pense que ces réunions d'enfants n'auraient plus ainsi leurs funestes conséquences et même pourraient peut-être servir à diminuer le nombre des victimes. C'est là évidemment une simple conception d'esprit qui me paraît toutefois très rationnelle.

Mais il ne faut pas oublier que le maniement de cette essence, surtout avec la méthode des vaporisations, présente un danger sérieux d'incendie. J'ai vu le feu prendre dans une veilleuse auprès de laquelle on avait placé par mégarde une bougie allumée. On fera donc bien d'isoler ces petits appareils et de les placer dans des vases inaltérables à la flamme.

Sans doute, plusieurs de mes observations sont attaquables au point de vue du diagnostic, mais dix d'entre elles me paraissent à l'abri de tout conteste sérieux et ce nombre est déjà respectable. Comment se fait-il, d'ailleurs, que durant la période où le croup a sévi à Blain avec la plus grande intensité, je n'ai vu mourir de cette maladie qu'un seul de mes petits clients. Du reste, à ceux qui attaqueraient mon diagnostic dans un plus grand nombre de mes observations, je répondrais que leur critique ne m'est pas très désagréable, qu'elle donne une nouvelle force à mes conclusions. Il en résulterait, en effet, que la méthode thérapeutique que j'ai employée convient très bien à plusieurs genres de dyspnée chez les enfants. Ce ne serait certainement pas un motif valable d'hésiter à la recommander pour les cas où l'on n'a qu'un simple soupçon de la diphtérie.

Mais je m'empresse de dire que je ne suis nullement disposé à soigner ainsi la dyspnée, sans m'inquiéter de sa véritable cause.

Sans doute encore, certaines épidémies sont infectieuses à un degré tel que nulle médication ne peut donner grand espoir de guérison et je n'ai pas rencontré de ces cas graves. Mais à l'impossible nul n'est tenu, et le médecin comme les autres hommes est fréquemment contraint de s'humilier devant Dieu, l'arbitre suprême de nos destinées. J'admets donc tout le premier, sans pouvoir encore la préciser, une limite à la puissance curative de cette méthode thérapeutique.

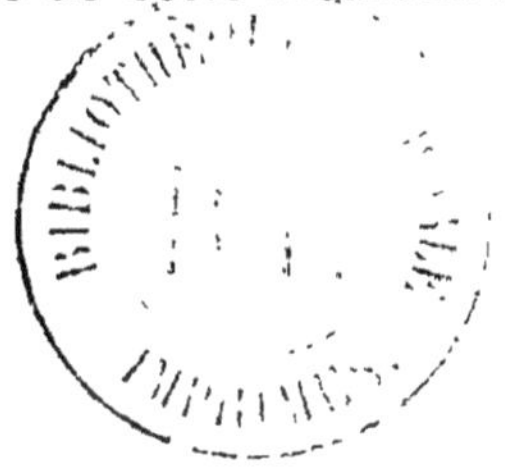

84

www.ingramcontent.com/pod-product-compliance
Ingram Content Group UK Ltd.
Pitfield, Milton Keynes, MK11 3LW, UK
UKHW020447230726
13925UKWH00004B/1838